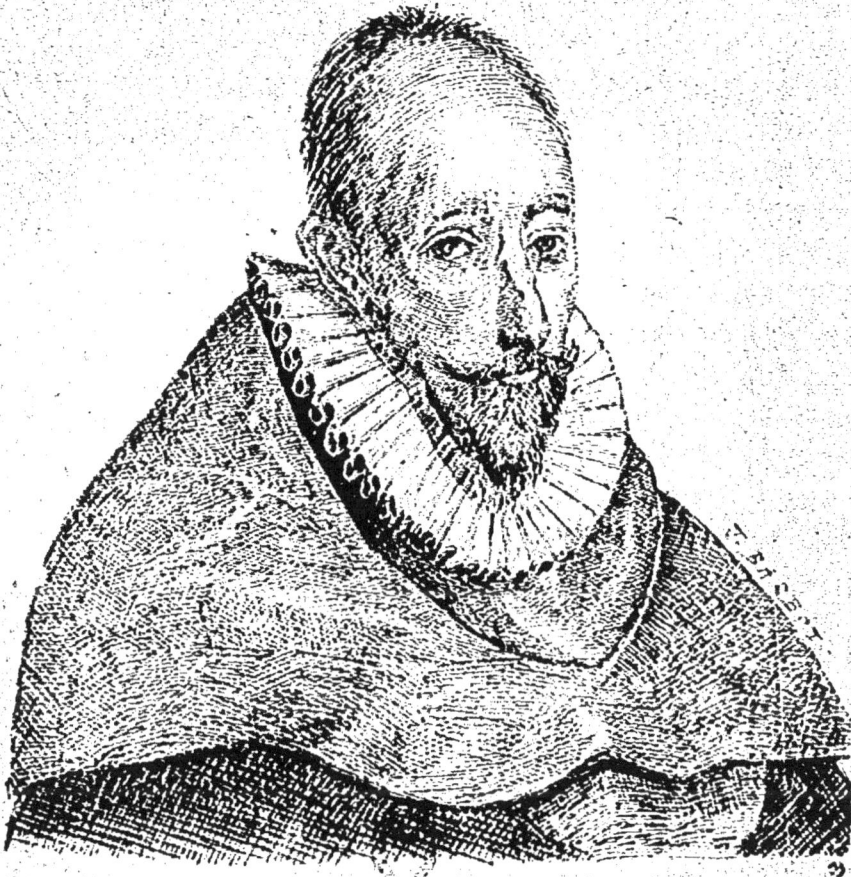

# FRANCISCO SANCHEZ

DESSIN DE J. BAREOT

(D'après le portrait de Sanchez, Galerie de la Faculté de Médecine de Toulouse)

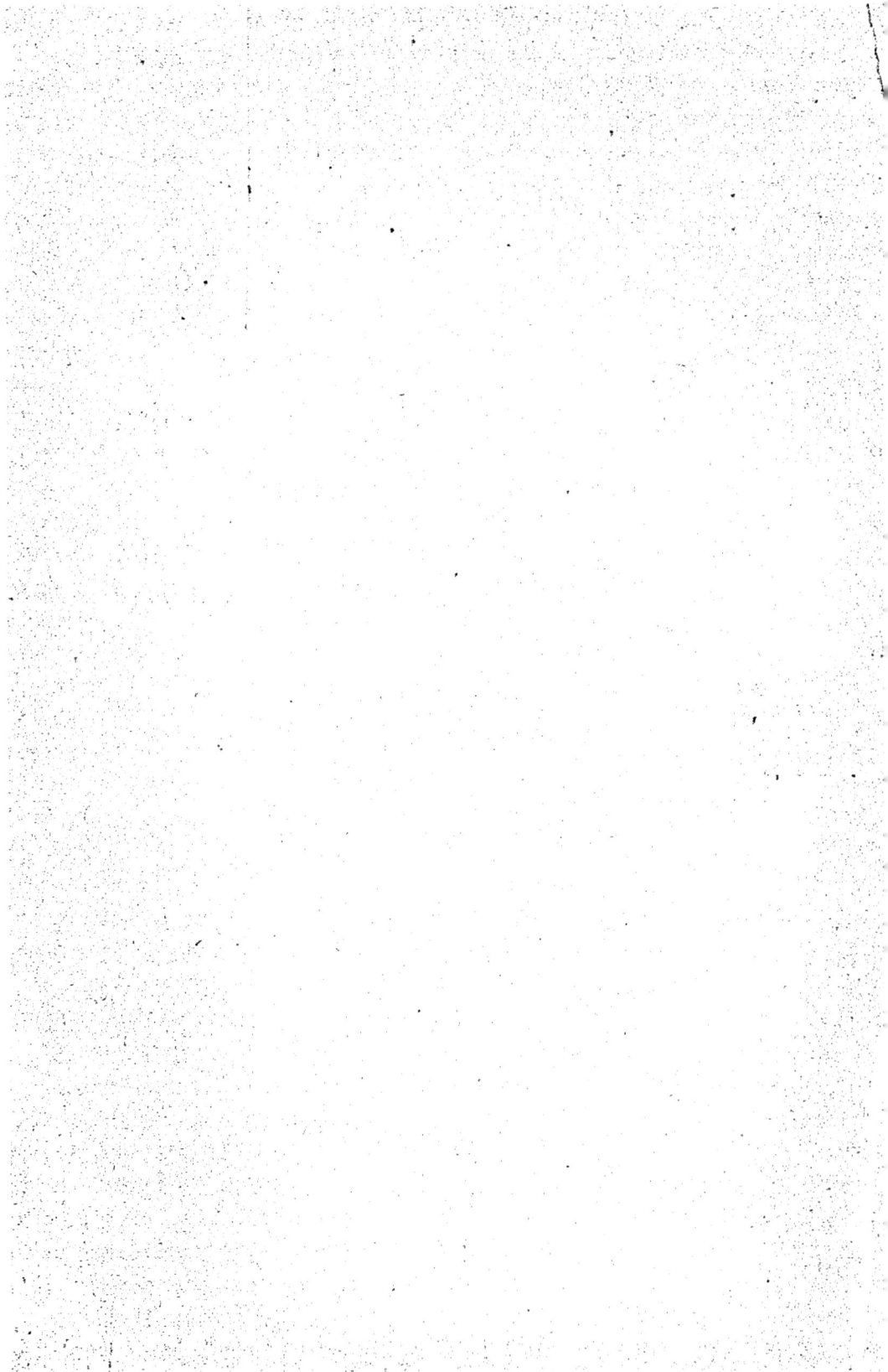

# J. BARBOT

ASSOCIÉ CORRESPONDANT DE LA SOCIÉTÉ NATIONALE DES ANTIQUAIRES,
MEMBRE DE LA SOCIÉTÉ FRANÇAISE D'ARCHÉOLOGIE,
LAURÉAT DE LA SOCIÉTÉ ARCHÉOLOGIQUE DU MIDI.

# Francisco SANCHEZ

### Médecin de l'Hôtel-Dieu Saint-Jacques

ET

### Régent de la Faculté de Médecine de Toulouse

## 1582-1623

--------

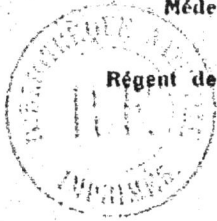

*(Extrait des ARCHIVES MÉDICALES DE TOULOUSE, n° du 15 juillet 1904)*

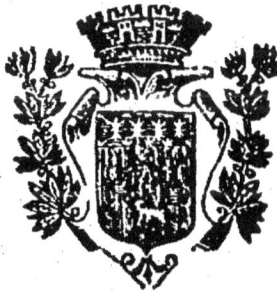

## TOULOUSE

### IMPRIMERIE MARQUÉS & Cie

Boulevard de Strasbourg, 22 et 24

--

1904

# Francisco SANCHEZ

Médecin de l'Hôtel-Dieu Saint-Jacques

ET

Régent de la Faculté de médecine de Toulouse.

## 1582-1623.

Dans une étude parue tout récemment sur Francisco Sanchez, l'auteur[1], M. Senchet a essayé, dans son *Introduction*, de présenter une biographie nouvelle du célèbre médecin-philosophe, espagnol d'origine et fils adoptif de la cité palladienne[2].

La vie de Sanchez était restée, jusqu'à ces dernières années et malgré de nombreux travaux, assez peu connue, quand au mois d'avril 1903, au *Congrès des Sociétés savantes* réuni à Bordeaux, un érudit, M. H.-P. Cazac, donna lecture d'un *Mémoire* dans lequel il fixait d'une manière définiti... les dates et lieux de naissance et de mort ainsi que les diverses périodes de la vie du philosophe Sanchez[3].

Depuis, M. Cazac a publié, dans le *Bulletin Hispanique* (oct.-nov. 1903), une nouvelle étude fort documentée[4] for-

---

(1) *Essai sur la méthode de Francisco Sanchez, professeur de philosophie et de médecine à l'Université de Toulouse.* Mémoire pour le doctorat ès lettres-philosophie, par M. l'abbé Emilien Senchet. Paris, Giard et Brière, 1904. 1 vol. in-8 de XXXIX-170 pages et un portrait hors texte.

(2) Le crâne seul du célèbre philosophe — à en juger par son portrait qui fait partie de la galerie de la Faculté de médecine et dont nous donnons ici une esquisse bien imparfaite — suffirait à lui attribuer une origine ou tout au moins une enfance toulousaine.

(3) *Journal officiel*, n° du 16 avril 1903.

(4) *Les lieux d'origine et les dates de naissance et de mort du philosophe Francisco Sanchez.* Br. in-8 de 27 pages.

mant le premier chapitre d'un gros ouvrage prêt à paraître
et déjà annoncé[1].

De notre côté, ayant nous-même assemblé de très nombreux documents inédits, destinés à paraître prochaine-
ment sous le titre « *Chroniques de la Faculté de médecine
de Toulouse du XIIIᵉ au XXᵉ siècle* », la carrière médicale
de Sanchez nous était à peu près complétement connue.

La biographie nouvelle de M. Senchet, publiée en tête
de sa thèse de philosophie, n'a rien ajouté aux recherches
déjà citées de M. Cazac, ni aux nôtres. Mais elle prouve
que si son auteur a, quand il le veut, une mémoire fidèle,
elle lui fait parfois défaut et qu'enfin, il est plus entendu
aux questions philosophiques — terrain sur lequel nous
serions sans nul doute battus, — qu'aux questions médicales, historico-médicales pour employer un terme plus
précis.

Tant que M. Senchet semble s'inspirer des travaux de
M. Cazac, — les fautes typographiques mises de côté — il
reste à peu près exact, croyons-nous; mais dès qu'il aborde
les discussions médicales et chirurgicales, brouillant à,
plaisir, dirait-on, les documents qu'il possède, il tombe
dans le domaine de la fantaisie et de l'invraisemblance.

Il nous a donc paru nécessaire, à l'aide de nos propres
documents, de relever les erreurs — trop nombreuses
peut-être — accumulées par M. Senchet dans la partie
biographique de son travail qui intéresse la carrière
médicale de Sanchez.

Après avoir parcouru ces pages, au lecteur de dire si
nous avons eu tort ou raison.

\*\*\*

Voici sommairement exposée — d'après les travaux de
M. Cazac — la vie de Francisco Sanchez.

Né vers le milieu de l'année 1550, à Tuy, dans la Galice

(1) *L'Espagnol Don Francisco Sanchez, dit le Sceptique, profes-
fesseur Royal de Philosophie et de médecine à l'Université de
Toulouse (1550-1625) Contribution à l'histoire de sa vie.*

espagnole, et fils d'un médecin estimé, Sanchez fait ses premières études à Braga, les continue à Bordeaux au collège de Guyenne (1562-1569), part ensuite pour Rome d'où il va à Montpellier poursuivre ses études de médecine. Bachelier[1] le 23 novembre 1573, docteur le 13 juillet 1574, il est bientôt pourvu d'une chaire ; mais les persécutions des Huguenots l'obligent à fuir, et il arrive à Toulouse au mois de février 1575.

Simple médecin et publiciste de 1575 à 1585, au mois de janvier 1582, il est nommé médecin de l'Hôtel-Dieu, fonction qu'il occupe jusqu'au mois de mai 1612. En 1585, il avait déjà obtenu, à la Faculté des Arts, une chaire de philosophie, qu'il abandonne seulement à la fin de 1610[2], où, par suite du décès de Dumay, régent, il est élu à sa place.

Il meurt enfin en novembre 1623.

Ses travaux médicaux ont été publiés après sa mort par ses fils, sous le titre : *Francisci Sanchez, Doctoris Medici et in Academiâ Tolosanâ Professoris Regii, Opera Medica. Tolosa Tectosagum, apud Petrum Bose*. 1636, fort vol. in-4°.

Abordons maintenant l'*Introduction* de M. Senchet.

PAGE I. — « *Delassus a écrit en l'honneur de son Maître un éloge qui sert de préface aux Œuvres complètes de 1636.* »

M. Senchet ne nous apprend pas ce qu'était Delassus, disciple de Sanchez. Sans doute un médecin, puisque Astruc[3] le cite parmi les médecins toulousains contemporains de Sanchez. Il aurait pu être son élève, unique-

(1) En médecine. A cette époque, le « bachot » actuel s'appelait la maitrise ès-arts, et la Faculté des Lettres avait nom Faculté des Arts. A l'origine, la licence en médecine permettait d'exercer ; le doctorat devint nécessaire après l'Ordonnance de mai 1579.

(2) Nous établirons ailleurs que ce fut seulemen s 1612.

(3) Astruc. *Mémoires pour servir à l'Histoire de la Faculté de Médecine de Montpellier*, édition Lorry, page 388.

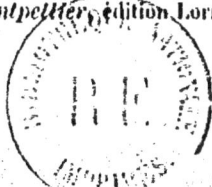

ment à la *Faculté des arts*[1], et ou un grammairien, ou un philosophe.

Delassus était en effet médecin, et si M. Senchet eût consulté les *Registres des Archives*[2] de la Faculté de droit de Toulouse, il aurait retrouvé l'attestation de scholarité de l'étudiant en médecine Delassus et sa signature au-dessous. Mais ceci est de mince importance.

Il y aurait également vu que ce même Delassus avait étudié la théologie pendant six années[3], et qu'il avait commencé ses études médicales au lendemain de la nomination de son maître Sanchez à la régence de médecine. Médecin et théologien, ami des fils de Sanchez, dont deux étaient ecclésiastiques et dont une des sœurs était religieuse, Delassus était tout indiqué pour écrire élogieusement la préface des œuvres de son maître.

PAGE II. — Rapportant les attestations d'examens de Sanchez, citées par M. Cazac, *op. cit.*, p. 11, d'après les relevés faits sur les registres de la Faculté de Montpellier, M. Senchet les produit d'abord dans leur ordre véritable ; puis en note, citant quelques extraits de ces attestations, il intervertit l'ordre des actes : nous ignorons pourquoi.

Si, pour être exact, il eût copié ces attestations, elles lui auraient permis de ne pas rééditer[4] une erreur de la *Biographie* de Michaud, certifiant que Sanchez eût Fernel pour président de thèse. Fernel était mort depuis longtemps (1558), quand Sanchez reçut le bonnet de docteur le 13 juillet 1574 des mains de Feynes[5].

---

(1) M. Senchet se trompe quand il appelle la Faculté « l'Académie des Arts libéraux », page 2, note, ligne 5.

(2) No 26, fol. 321vo.

(3) Même registre, fol. 35.

(4) Voir la *note* 4 de la *page* 11.

(5) Dans la *Revista de Archivos, Bibliotecas y Museos* de Madrid, dirigée par le docte MENENDEZ Y PELAYO (année 1904), voir la nouvelle étude en langue espagnole de M. H.-P. CAZAC sur la *véritable patrie* et les *étapes principales* de la *vie de Francisco Sanchez*. Les documents inédits relatifs à François Feynes ont, d'ailleurs, été lus par M. Cazac dans son *Mémoire* du *Congrès des Sociétés savantes*.

D'ailleurs, M. Senchet commet deux autres erreurs du même ordre, quand au nombre des médecins montpelliérains que connut probablement Sanchez, il mentionne *Honoré Castellan* et *Antoine Saporta*. Le premier était mort en 1569[1], quatre ans avant l'arrivée de Sanchez à Montpellier, et Saporta[1] s'éteignait quelques mois avant que Sanchez eût pris sa première inscription, datée du 23 novembre 1573.

M. Senchet prétend que les guerres de religion ne permirent pas à Sanchez de demeurer à Montpellier et qu'il vint à Toulouse où les protestants étaient moins remuants. C'est peut-être une raison, bien que les récits des divers annalistes toulousains nous apprennent qu'à cette époque on se battait dans les rues et que le Parlement et les capitouls étaient impuissants à maintenir l'ordre. Mais il nous semble qu'on pourrait trouver d'autres motifs de l'arrivée de Sanchez dans la cité palladienne.

Sanchez avait des parents à Toulouse ; il y avait certainement des amis. Il avait traversé une première fois la cité en allant à Rome et il y avait assurément retrouvé nombre de ses compatriotes. Depuis longtemps, Toulouse était un foyer scientifique attirant les étrangers, beaucoup d'Espagnols et de Portugais. Nous le démontrerons dans un autre article.

Lupus n'avait-il pas tenu sur les fonts l'Université naissante et lu, un des premiers, les *Institutes* dans les escholes de médecine ? Deux siècles après lui, Raymond de Sebonde allant vers Paris s'était arrêté à Toulouse en passant et s'y était fixé. Au moment où Sanchez arrive, la *Nation* espagnole est une des plus nombreuses et parmi les escholiers

(1) En réalité, *Honoré Duchastel* est mort devant Saint-Jean-d'Angély, le 4 novembre 1569.

(2) Antoine Saporta avait déjà disparu quand Francisco Sanchez rejoignit Montpellier en 1573, puisque, ainsi que l'établit M. Cazac, c'est le successeur de ce chancelier, Laurent Joubert, qui reçut là le médecin-philosophe.

en médecine ou en droit, il retrouve plus d'un de ses compatriotes [1].

PAGE XIV. — « *En 1584, il compose sur les os un traité
dont nous avons trouvé un fragment aux Archives de
l'Hôtel-Dieu. Cette même année, il fait déjà partie du personnel de cet établissement. Nous en avons pour preuve
une décision du 8 juillet 1584...* »

Si Sanchez a composé ce traité en 1584 seulement, rien
ne prouve que ce soit lui qui ait écrit le fragment en question, car, les *sept feuillets* des *Archives* paraissent contenir
les notes prises par un élève au cours professé par Sanchez en l'année 1584. Voici en effet le libellé des premières
lignes, mal rapporté par M. Senchet.

« *Traicté des os, de l'usage, substance, différence et nombre
des os, chapitre premier, donné par M. Sanches, docteur en
médecine et lecteur ordinaire en chirurgie en l'an 1584* » [2].

D'ailleurs, l'écriture seule, croyons-nous, suffirait à
prouver que nous ne sommes pas en présence d'une autographe du médecin-philosophe.

M. Senchet ne précise guère quand il dit que Sanchez,
en 1584, fait déjà partie du personnel de l'Hôtel-Dieu. Si
dans le registre où il a puisé ce renseignement, M. Senchet avait moins rapidement tourné les feuillets, à la date
du 5 novembre 1581, il aurait pu lire une intéressante délibération du Conseil dont voici un extrait :

« Ledict d'Olive a remonstré que M. Augier, médecin, a sou-
venteffoys demandé son congé et présenté en son lieu M. Chance,
médecin. Par quoy plaira à l'Assemblée adviser si ledit Chance
doibt estre receu au lieu dudit Augier. A esté arresté que MM. de

(1) Les Alvarus, entre autres, dont plusieurs furent médecins ; l'un
d'eux était Régent en 1581 et un autre succédait à Sanchez, comme
médecin de l'Hôtel-Dieu en 1612. Vers 1600, un autre Portugais, Pierre
du Château, venait s'établir à Toulouse et obtenait une Régence à la Faculté de Médecine. Plus tard encore, Orobio de Castello devait occuper
une des chaires de la même Faculté.

(2) Série II, liasse 7.

Girardin et d'Auriat s'informeront de la qualité souffizance et religion dudit Chance, pour après y estre proveu ouy ledict rapport » [1]

Et quelques lignes plus loin :

Le Conseil de l'Hostel-Dieu, « faicte lecture de la précédente délibération et ouy le rapport faict par lesdits de Girardin, Borrassol et Mazas de la souffizance et religion de M. François Sanches, docteur en médecine, et attendu que M. Augier [2], médecin dudit Hostel-Dieu c'est congédié et défaict de la charge de médecin dudict Hostel-Dieu, a esté arrêté que ledict Sanches sera reçu à la charge de médecin des pauvres dudict Hostel-Dieu, aulx gaiges accostumés [3]. »

Sanchez prête le serment d'usage le même jour.
En 1584, il faisait donc partie, depuis deux ans, du personnel de l'Hôpital Saint-Jacques.

*
* *

La situation de Sanchez à l'hôpital a donné à M. Senchet l'occasion de discuter, à tort et à travers, sur les attributions des médecins et des chirurgiens et de prouver en fin de compte au lecteur qu'il ne savait, au juste, ce qu'était Sanchez : un médecin ou un chirurgien. Pour détruire toute équivoque à ce sujet, nous allons procéder avec méthode.

Voici les textes de M. Senchet :

PAGE XV. *Ligne 1.— Malgré un différend survenu entre l'Hôtel-Dieu et lui « Sanchez est maintenu comme lecteur en chirurgie, et nous le voyons en cette qualité, quelques*

(1) Archives hospitalières, série E, registre IV, 1579-1598, fol. 41 et 41vo.

(2) Il s'agit d'Augier Ferrier, le célèbre médecin toulousain, régent en médecine à cette époque, et dont le buste se trouve actuellement dans la *Salle des Illustres*, au Capitole.

(3) Archives hospitalières, série E, registre IV, 1579-1598, fol. 42.

mois plus tard, faire passer un examen à Pierre Bo-
liat¹. »

Note I. — « *Les aides en chirurgie étaient employés à
la direction de l'Hôtel-Dieu, comme le dit le Dᵣ Caubet.
Parmi les chirurgiens, l'un d'eux était chirurgien ordinaire. Dans les examens il jouait un grand rôle. (Compilation des Anciens Règlements. Toulouse, 1776). Sanchez
devait occuper le poste de chirurgien ordinaire. Les examens qu'il fait passer à Boliat semblent l'établir. Lecteur
ordinaire en chirurgie serait donc synonyme de chirurgien
ordinaire.* »

M. Senchet nous apprend qu'il y avait au moins un *lecteur en chirurgie* à l'Hôtel-Dieu, Sanchez, qui sans doute
fait partie de l'établissement en cette qualité seulement,
puisqu'elle est la raison de son maintien dans la maison.
Quelques mois avant la thèse de Boliat, Sanchez était donc
lecteur en chirurgie².

Nous l'admettons, bien que M. Senchet ne fixe pas les
mois de l'année 1584 durant laquelle Sanchez dictait son
*Traité des os.*

Mais Sanchez était *surtout et seulement médecin*³, et
c'est en qualité de médecin qu'il était lecteur en chirurgie.

Dans l'ordonnance du roi Henri III sur les Ecclésiastiques et les Universités⁴, il est question des docteurs régents
et des *principaux lecteurs*, à l'article LXXXIII.

(1) Une erreur typographique, sans doute, a fait de « positions en
chirurgie » « fonctions en chirurgie ». Voir *Note 2*, page 15, et *Archives
de l'Hôtel-Dieu*, série II, liasse 2.

(2) Or, dans le *Registre 4* des Archives de l'Hôtel-Dieu, à la date du
8 juillet 1584, Sanchez est désigné comme *médecin* et non comme
lecteur en chirurgie.
En 1585, au mois de mai, il est uniquement désigné comme médecin,
fol. 110.

(3) *Page* 10, M. Senchet dit bien qu'à Rome, « Sanchez se préparait à
l'exercice de la chirurgie et de la médecine »; mais nous aurions été
heureux de connaître un document concernant les études en chirurgie
de Sanchez et, plus tard, ses interventions comme chirurgien.

(4) Datée de Blois, mai 1579. *Recueil d'Edits et Arrêts*, VIII, p. 179.

L'article LXXXVII ajoute : « Il ne sera passé aucun maitre chirurgien et apothicaire ès ville où il y aura Université, que les docteurs régents en médecine n'aient été présents aux actes et aux examens et ne l'aient approuvé [1]. »

Plus tard, par un arrêt du 16 octobre 1601, la Cour de Toulouse

« fait inhibitions et deffenses aux cirurgiens lire publiquement ; faire de lectures en cirurgie....., et par mesme moyen a enjoint auxdits docteurs en ladite faculté de médecine nommer et eslire ung d'entre eulx pour lire et enseigner ladite cirurgie publiquement en la forme accoustumée..... » [2].

Or, les *lecteurs* dont il vient d'être parlé sont de simples docteurs en médecine, pris en dehors du cadre des Facultés, dont le rôle consistait à suppléer les régents malades ou absents, à assister à leur place aux examens, non seulement des étudiants en médecine mais également des aspirants à la *maitrise de chirurgie* [3].

Certains faisaient probablement des cours supplémentaires, des conférences, dirions-nous aujourd'hui. Plus tard, étant donné les multiples fonctions intermittentes qu'on leur attribuait, on les verra cherchant à s'immiscer dans les questions de discipline et d'administration.

Bien avant la nomination d'un professeur de chirurgie

(1) Cet article fut renouvelé dans un *Arrêt* du 23 septembre 1595 (*Archives du Parlement*, reg. 145, fol. 221) et dans un autre du 9 février 1600 (*Archives du Parlement*, reg. 177, fol. 97), rendu à la suite d'une requête présentée par les bailes des chirurgiens, le 28 novembre 1584, trois jours après la thèse de Boliat.

Les chirurgiens auraient voulu s'affranchir de ce contrôle de la Faculté.

(2) *Archives du Parlement*. Registre 194, folio 575, et *De Malvifant*. Répertoire alphabétique, t. II, page 7.

(3) Les Registres des *Archives de la Faculté de droit* en font foi ainsi que les Registres de la Communauté des chirurgiens déposés aux *Archives Départementales*, série E, n° 1148-1179. D'ailleurs, dans le travail que nous préparons sur la *Faculté de médecine de Toulouse*, cette question sera complètement élucidée.

à l'Ecole de Toulouse, en 1604, des docteurs en médecine lisent donc la chirurgie.

Jehan de Queyrats « lisait » aux *compagnons chirurgiens* et pendant l'année scolaire 1604-1605, voyons-nous, dans un *Manuscrit* conservé à la Faculté de médecine, les apprentis chirurgiens eurent pour lecteur Pierre du Chateau, docteur, qui leur expliqua « la première doctrine des apostèmes du *guidon* » [1].

Il s'agit du livre de Guy de Chauliac.

*Lecteur en chirurgie* n'est donc point synonyme de chirurgien. On verra tout à l'heure qu'il l'est encore moins de chirurgien *ordinaire*.

Sanchez, docteur de la Faculté de Montpellier, avait dû se faire agréger à celle de Toulouse. Cent ans après lui, nous voyons un certain Jean Dufaur — plus tard régent comme lui — docteur en médecine de l'Université de Montpellier, *agrégé* et *substitut* en celle de Toulouse, et *lecteur ordinaire* en chirurgie. présider aux examens des aspirants chirurgiens [1].

« *Les garçons en chirurgie étaient employés à la direction de l'Hôtel-Dieu* ». Nous ne savons trop ce que peut bien signifier cette phrase laconique tombée de la plume de M. Senchet.

Nous savons qu'il existait des garçons chirurgiens nommés au concours, logés à l'Hôtel-Dieu. soignant les malades et les recevant même en l'absence des chefs ; ils étaient aux ordres de la Direction et pouvaient être renvoyés pour manquement à la discipline : mais ils n'avaient rien à voir avec l'administration et leur rôle se bornait à « panser et raser ».

« *Parmi les chirurgiens, l'un était chirurgien ordinaire* ». Les chirurgiens n'étaient pas nombreux ; ils étaient deux : l'un Intendant, l'autre ordinaire [2].

(1) *Livre des Compaignons de l'office de chirurgie et barberie de Tholose.* Registre parchemin. Mss., folio 80.

(2) *Arch. Dép.*, série E, liasse 1150, nov. 1672.

(3) Voir La *Compilation des Règlements de l'Hôtel-Dieu*, 1723, *in* Inventaire, folio 365, et autre Compilation parue en 1775.

« *Le chirurgien ordinaire jouait un grand rôle dans les examens* ». Dans les examens des aspirants chirurgiens peut-être, mais il n'avait rien à voir à la Faculté. Son rôle se bornait surtout à surveiller le stage des aspirants chirurgiens et à faire un rapport sur leur capacité [1]; mais un maître chirurgien juré pouvait le remplacer et, bien souvent, ainsi qu'on peut le lire dans les *Registres des délibérations*, le service de l'Hôtel-Dieu fut assuré, en l'absence du chirurgien ordinaire, par des maîtres de la Communauté de Toulouse.

« *Sanchez devait occuper le poste de chirurgien ordinaire.* » Nous voici en présence d'un Sanchez inconnu, le Sanchez chirurgien !

M. l'abbé Senchet semble ignorer tout d'abord la division profonde existant entre les chirurgiens et les médecins. De plus, pour être chirurgien, il fallait avoir fait son apprentissage et subi les examens de rigueur. Où M. Senchet a-t-il vu que Sanchez avait étudié la chirurgie, subi des examens dont il resterait des attestations ? Où l'a-t-il trouvé mentionné comme chirurgien ? Nulle part, certainement, et la confusion est d'autant plus inexplicable.

Il lui aurait suffi d'ailleurs de feuilleter les *Registres 4* et 5 de l'Hôtel-Dieu, où il semble avoir cherché, un peu à la légère, pour voir que jamais Sanchez ne fut chirurgien, et que durant sa fonction de médecin à l'Hôtel-Dieu, les deux emplois de chirurgiens furent constamment occupés. En voici la preuve :

| PREMIÈRE PLACE DE: Chirurgien | |
|---|---|
| | Domenc, 1574-1580. |
| | Salvetat, août 1580 — novembre 1580 (mort). |
| | Lamarque, novembre 1580 — mai 1585. |
| | Capdeville, mai 1585 — janvier 1589. |
| | Des Innocens, janvier 1589 — 1607. |
| | Gondolin 1607. (Les Registres offrent une interruption). |

(1) *Statuts* de 1544.

| DEUXIÈME PLACE | Valadier, 1575 — juin 1585. |
| | Alafrède, 1585 — 1593. |
| | Nynon, 1594 — février 1598. |
| | De Laistre, février 1598 — 4 juin 1598 |
| | Lasalle, juin 1598 — 1612. |
| | Rohier, 1612. |

| Médecin | Augier Ferrier, 1er janvier 1582. |
| | Sanchez, 1582 — 20 mai 1612. |
| | Alvarus, 17 juin 1612. |

Insister serait fastidieux.

PAGE XVI. — « *En 1585*, dit M. Senchet, *Sanchez devient par postulatives, régent de la Faculté des Arts.* »

Il s'agit de *postulation* et non de *postulatives*, faute typographique, cueillie dans l'*Officiel*, du 18 avril 1903, dans l'analyse du *Mémoire* de M. H.-P. Cazac, et que M. Senchet s'empresse de rééditer. Il est vrai que quelques lignes plus bas, dans la même page, il dira que Sanchez entra à la Faculté après *prélations* — au pluriel — tandis qu'il s'agit d'un concours, au singulier.

PAGE XVII, *ligne 3*. — M. Senchet prétend que le mot *prælatus* employé par les fils de Sanchez dans la dédicace qui précède les *Opera medica* a le même sens que celui de « præfectus » employé par Delassus, dans l'éloge de son maitre.

Ou nous nous trompons fort en affirmant que le mot *præ-latus* s'applique à *Sanchez*, nommé *régent après prélation*, ou bien nous avons raison en déclarant que *præfectus* désigne Sanchez, médecin chef de l'Hôpital, peut-être même seulement Sanchez, honoré du titre de surintendant honoraire. Mais d'un titre universitaire à un titre adminis-tratif, il y a loin.

*Ligne 5.* — « *Francisco* fut *affecté ou agrégé à l'Hôtel-*

(1) On n'a pas l'habitude en France de désigner les savants, de quel-ques ordres qu'ils soient, par leur prénom : on ne dit point Alfred ou Victor en parlant de Musset ou d'Hugo, pas plus qu'on ne dit Ambroise ou Guy, en parlant de Paré ou de Chauliac.

*Dieu, d'abord comme chirurgien, puis comme un des Directeurs médecins et il l'était encore en 1621, peut-être en 1623. La lecture des Compilations déjà citées donne sur le sens du mot Directeur, la clarté désirable ».*

M. Senchet est heureux d'y voir clair dans pareil chaos ! Nous avons essayé d'apporter quelque lumière dans le débat, et si le lecteur veut bien nous suivre jusqu'au bout, il verra combien il était difficile à notre auteur de préciser, alors qu'au terme de ses arguments, il fait de son héros, d'un Sanchez médecin et régent, un *chirurgien ordinaire* et un *Directeur de l'Hôtel-Dieu!*

N'étant pas chirurgien, Sanchez ne pouvait comme tel être « agrégé ou affecté » à l'Hôtel-Dieu ; ces titres d'ail-leurs ne nous indiquent pas les fonctions de ceux à qui on aurait pu les octroyer. Directeur-médecin, il ne le fut pas davantage et jamais, croyons-nous, un médecin ne fut mis à la tète de l'administration hospitalière. Sanchez se contentait d'être *médecin-chef.* Mais il ne le resta pas aussi longtemps que veut bien le dire M. Senchet, interpré-tant faussement le passage de Delassus « *nosocomii tolo-sani cui medicus triginta tamplius annos fuit præfectus...* » moins de quarante ans, trente-neuf au maximum[1]! Nous eussions simplement traduit, *trente années et quelques mois.*

Ne quittons pas Sanchez à l'Hôtel-Dieu. M. Senchet déclare que de 1610 à 1623 les documents font défaut. Il croit, nous dit-il « *que le plus grand nombre des documents* « *a été brûlé.* Les épidémies de peste sont fréquentes à Tou-« louse, pendant cette période, et des ordres sont donnés « de n'envoyer aucun pauvre à l'hôpital infecté. Il ne faut « donc pas s'étonner si, par crainte du fléau (*comme nous* « *le disait le regretté archiviste M. Saint-Charles*), des « papiers qu'on pouvait croire contaminés ont été détruits, « selon l'usage. »

(1) Sans doute la Compilation de 1776, déjà citée.
(2) Senchet, *page* 17, note 2.

La supposition de M. Senchet lui permet, évidemment, de passer rapidement sur une période de la vie de Sanchez, au sujet de laquelle presque rien n'a été publié. Mais heureusement, s'il est vrai qu'il existe quelques lacunes dans les *Archives de l'Hôtel-Dieu*, ce n'est pas par le fait de la destruction des documents, puisque ceux qui manquent se retrouvent en partie ailleurs, ainsi qu'il le reconnaît lui-même, *page 20, ligne 5*. Ce dont il y a lieu de s'étonner, en revanche, c'est de l'âge précoce auquel M. Senchet songeait déjà à son *cher médecin-philosophe, puisque de la bouche même de M. Saint-Charles, mort dramatiquement dans le terrible incendie de l'Opéra-Comique, au mois de mai 1887, il avait appris la cause de la disparition de documents se rapportant à Sanchez!*

M. Senchet, qui a si bonne mémoire, n'aurait-il pas tout simplement lu quelque part cette note?

Quoi qu'il en soit, voici un document de nature à l'intéresser :

*1612. 20 mai.* — Le Conseil de l'Hôtel-Dieu assemblé :

« Ledict sieur Sanche a suplié très humblement lassemblée le vouloir dispancer et congédier de la charge qu'il a de médecin des pauvres de ceste maison, attendu les longues années qu'il a servi iceux pauvres, son aige ne lui permettant de continuer davantaige.

« Arresté que le congé demandé par ledict sieur de Sanche luy est octroyé, à la charge de continuer le service jusques à ce que la maison sera pourveue d'aide, et néantmoingz, en contemplation des long services qu'il a rendeus à ceste maison, lassemblée luy a donné place de *surintendant honoraire* en toutes assemblées générales et particulières dudict hospital, dont il a très humblement remercié lassemblée[1]. »

A partir de ce jour, nous voyons Sanchez, en qualité de surintendant, figurer parmi les membres du Conseil et prendre part aux délibérations, jusqu'au jour où, malade, il quitte l'Hôpital et la Faculté, deux mois seulement avant sa mort, ainsi qu'on le verra plus loin.

(1) *Archives hospitalières*, Reg. 5, fol. 237.

Mais Sanchez ne continue pas longtemps son service, car dès le 17 juin 1612, c'est-à-dire un mois après, le Conseil de l'Hôtel-Dieu assemblé lui donne un successeur, Alvarus, son élève peut-être, et le fils d'un de ses compatriotes.

Le trésorier « a remonstré que le sieur de Sanches médecin de ceste maison en l'assamblée du Conseil général en dernier lieu tenu auroit prins son conged et que despuis se sont presentés pour servir la maison Messieurs d'Albarus, Martin, Lecoq et Ride. »

L'assemblée vote et Alvarus, élu à la pluralité des voix, prête immédiatement le serment requis[1].

*⁎*

Revenons à Sanchez, professeur aux arts depuis 1585. M. Senchet ne nous dit rien de la fameuse querelle du *rectorat* — vers 1590 — dans laquelle Sanchez prit une part si active[2]; il franchit, en quatre lignes, une période de vingt-cinq années pour arriver à la nomination de Sanchez comme Régent à la Faculté de médecine, en 1610[3].

PAGE XXIV. — « *Cette entrée ne suscita pas, semble-t-il, de dissensions graves entre les médecins et les chirurgiens, malgré la rivalité bien connue de ces deux corps à cette époque.* »

Il est certain qu'aux yeux de M. Senchet, l'entrée à la Faculté de Sanchez, *chirurgien ordinaire*, au moment où s'apaisait la querelle survenue en 1601, lors de la nomination de Jehan de Queyrats[4], professeur de chirurgie et pharmacie, devait passer inaperçue.

Mais Sanchez était *médecin* et c'était une raison de plus

(1) *Arch. Hospit.*, Reg. E. 5, fol. 239.

(2) *Archives Départ.*, Fonds D. Liasses 10 et 16.

(3) Dans notre travail, nous montrerons que si Sanchez faisait déjà partie de la Faculté, il n'avait pas encore de chaire, les trois régents de la Faculté étant vivants à cette époque et n'ayant pas abandonné leurs fonctions.

(4) M. Senchet, page 16, *note* 2, précise ainsi : « C'est vers 1600 que commence la lutte entre les chirurgiens et les médecins. »

pour que sa nomination n'ait pas à être contestée par les maîtres chirurgiens formant un corps absolument distinct de la Faculté.

PAGE XXI. — Voici donc Sanchez en 1610 pourvu d'une chaire d'*Institutes* à la Faculté. Au dire de ses biographes et de M. Senchet, il professa pendant onze ans. Étant mort en 1623, il dut « *pendant les deux dernières années de sa vie interrompre ses cours* », c'est-à-dire de 1621 à 1623.

Or, un *Registre des Archives Départementales* [1], contenant les actes et examens des aspirants à la maîtrise en chirurgie, les nominations des chirurgiens *pro peste*, etc., nous apprend que Sanchez, ainsi que le prescrivait l'article LXXXVII de l'ordonnance de 1579, assiste aux actes, alternativement avec Jehan de Queyrats, depuis le 19 mars 1613 jusqu'au 15 février 1622 inclusivement.

Deux autres *Registres* nous font connaître, l'un, qu'à la date du 16 juin 1623, Sanchez préside à l'examen de Jean Lecoq, son élève, qui lui succèdera plus tard à la Faculté, comme régent, à l'hôpital comme médecin [2] ; le second [3] que, depuis le mois de janvier 1614, Sanchez signe les attestations de scholarité des étudiants en médecine et que sa dernière signature est datée du 21 septembre 1623, deux mois avant sa mort [4]. Comme on le voit, la retraite de Sanchez a été de courte durée, ainsi que le prouvent les documents qui, décidément, ne font pas « entièrement » défaut.

Si M. Senchet n'a pas été des plus heureux dans son essai de biographie médicale, il faut reconnaître qu'il l'a

---

(1) Série E. Registre 1150.

(2) Archives de la Faculté de Droit. Reg. 28. *Bacheliers en théologie et en médecine* de 1622-1661.

(3) Archives de la Faculté de Droit. Reg. 26. *Attestations d'études de 1614-1637.*

(4) Un fac-similé de cet autographe paraît, en ce moment, dans la *Revista de Archivos Bibliotecas y Museos*, de Madrid, article cité plus haut de M. H.-P. Cazac. L'écriture du vieux philosophe est restée ferme et nette : Sanchez a pourtant 73 ans.

été encore moins dans ses tentatives de traduction chirur-
gicale.

Rapportant certains passages des *Observationes*[1], où il
est question du père de Sanchez, habile médecin, qui blâ-
mait ses confrères bordelais de ne pas employer tous les
modes de saignée, M. Senchet paraphrase les mots « a
malleolo sanguinis extractionem negligerent... » de la façon
suivante : « Ils négligeaient d'extraire le sang avec un
*petit marteau !* »

De telles distractions se passent de commentaires.

\*\*

Il serait ironique, après pareille critique, de féliciter
M. Senchet pour son étude sur la carrière exclusivement
médicale de Sanchez. Tant de lacunes et tant d'erreurs
prouvent que l'ouvrage a été mené rapidement à sa fin
avec quelque raison peut-être.

L'auteur craignait-il de voir paraître au premier jour les
travaux si documentés de M. Cazac, qui restera malgré
tout l'historien de Sanchez ? Redoutait-il encore la publication de nos recherches au milieu desquelles il eut sans
doute trouvé de quoi combler quelques lacunes et corriger
quelques erreurs ?

Nous croyons être dans le vrai en concluant par ces
mots que M. Senchet a mis en tête de son *Introduction* :
« La précision des détails est sacrifiée par le disciple au
désir d'acquitter un devoir de reconnaissance » *posthume*
pourrions-nous ajouter.

M. Senchet nous comprendra sans doute.

Une remarque, au moins, demeure singulière. Il existe
*deux* éditions, presque simultanées, du célèbre Discours
de réception de M. Ménendez y Pelayo, à l'Académie des
Sciences Morales et Politiques de Madrid, sur *Los pré-
cursores Españoles de Kant : Luis Vives, Francisco
Sànchez, Pedro de Valencia.*

(1) Sanchez *Opera medica*, p. 300, au bas du texte.

1° 1891; gr. in-8° de IV-148 pp. : *Discursos leídos ante la real Academia de Ciencios Morales y Políticas en la recepción pública Del D' Don Marcelino Ménendez y Pelayo, el día 15 de mayo de 1891*. Madrid, Ricardo Fé, 1891 (et non *Mantua Carpetanorum*, comme dit M. Senchet, p. XXXIV, note 1) ;

2° 1892, dans *Ensayos de critica filosófica*, in-8° de 398 pp., réimpression quasi-immédiate du magnifique et capita discours du maitre-critique de l'Université Centrale, pp. 193-366. Madrid, Sucesores de Rivadeneyra, 1892.

Dans ce second tirage, l'éminent professeur espagnol consacre plus de deux pages de notes laudatives (pp. 294-297) à ce qu'il nomme « *los detalles biográficos de gran novedad relativos á la persona de Francisco Sánchez* », que s'est empressé de lui soumettre, en une lettre du 14 mai 1892, son traducteur français, M. H.-P. Cazac, qualifié par Ménendez y Pelayo de « *Distinguido catedrático del mediodia de Francia, y buen amigo de España* » (*p.* 295).

Ce deuxième tirage du *Discurso* du savant académicien, — si M. Senchet le connaissait ou le faisait connaitre — prouverait donc au lecteur que, dès 1892 au plus tard, l'auteur du *Mémoire sur Francisco Sánchez-le-Sceptique*, lu au Congrès des Sociétés Savantes de 1903, M. Cazac, était en possession de très nombreux documents inédits, dont il n'a publié, jusqu'ici, que la plus minime partie. Conséquemment, il deviendrait clair — *pour tout le monde* — qu'en 1892, déjà, un érudit Toulousain, professeur de philosophie de l'Université, avait recueilli, sur Francisco Sanchez, les éléments du livre définitif, qu'ont annoncé de nouveau sa récente lecture du susdit *Congrès* d'avril 1903 et sa publication du *Bulletin Hispanique*, d'octobre-décembre 1903.

On serait tenté, par suite, de se demander si tel autre érudit Toulousain de haute valeur, mort entre 1892 et 1903 (Sainte-Beuve avait pour lui une admiration spéciale), ayant conservé entre ses mains, durant plusieurs années, les notes et les manuscrits de M. Cazac, n'a jamais rien communiqué de leur contenu à son entourage. — Du même coup, le sujet que M. Senchet a entendu faire « sien » paraîtrait avoir été exploré par un autre, — d'avance fort longtemps, à coup sûr, avant que le hasard eut amené M. Senchet à s'occuper de son côté du médecin-philosophe.

La thèse de M. Senchet, en se référant sans cesse au tirage de 1891 du *Discurso* de Ménendez y Pelayo, — et nullement à la réimpression de 1892, — montre assez que l'auteur n'a pas connu cette seconde édition, pourtant bien plus répandue que l'autre, et qu'il a subsidiairement ignoré les travaux de M. Cazac, vieux de plus de treize ans. — Au demeurant, M. Senchet fut l'élève de l'érudit Toulousain défunt qui a gardé en dépôt ces mêmes travaux, de 1893 à 1902.

En d'autres termes, la pensée de M. Senchet a croisé, dans les rues de Toulouse, la pensée de M. Cazac, par une rencontre purement fortuite.

Et toutefois, au cours de son édition de 1892 (p. 297), Ménendez y Pelayo, reproduisant, à propos du portrait de Francisco Sanchez, la description que M. Cazac lui en a adressée, note, en français même, au cours de son texte castillan, cette phrase de M. Cazac : « *Tête longue, avec une expression de finesse et de distinction qui n'exclut pas une certaine bonhomie.* »

M. Senchet ne connaît pas l'édition de 1892 du *Discurso* du grand écrivain espagnol, mais il décrit, à son tour, la physionomie de Francisco Sanchez (p. XXVI de sa thèse), et il parle, pour sa part, des traits de ce : « *Chercheur distingué, alliant une vive intelligence à une grande bonhomie.* »

En comparant le livre de M. Senchet avec ce qui a déjà paru, soit en Espagne, soit en France de l'étude de M. Cazac, on découvrirait une multitude de coïncidences analogues.

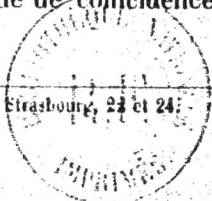

Toulouse. — Imp. MARQUES et Cie, boulevard de Strasbourg, 22 et 24.

www.ingramcontent.com/pod-product-compliance
Lightning Source LLC
Chambersburg PA
CBHW050431210326
41520CB00019B/5883